laime

RÉFLEXIONS
GÉNÉRALES
SUR LES
CONSTITUTIONS MÉDICALES;

(Extrait du Compte rendu de la 4.e session du Congrès général de France, tenue à Blois en septembre 1836:)

PAR A. HAIME,

Docteur en médecine; Membre du jury médical du département d'Indre et Loire; Membre correspondant de l'Académie royale de médecine; Président, pour 1838, et ancien Secrétaire-général de la Société médicale de Tours; Secrétaire de la Commission de salubrité de la même ville; Secrétaire de la 3.e Section du Congrès général de France, pendant sa 4.e session; *Correspondant spécial* de la Société de médecine de Paris; de la Société des Sciences physiques et chimiques, du Cercle médical et de l'Athénée de médecine de la même ville; des Sociétés de médecine de Marseille, Toulouse, Évreux, Metz, etc.

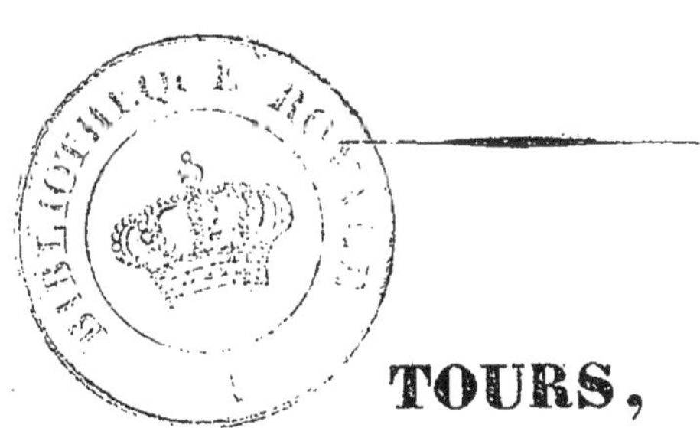

TOURS,

IMPRIMERIE DE MAME.

OCTOBRE 1837.

RÉFLEXIONS

GÉNÉRALES

SUR LES

CONSTITUTIONS MÉDICALES.

Mutationes temporum potissimùm pariunt morbos.
HIPPOC., Aphor. 1, Sect. 3.

A cette sentence seule, on peut juger de l'importance qu'Hippocrate attachait à l'observation de la marche des saisons et des variations atmosphériques, ainsi qu'à leur influence sur la production et le caractère des maladies. Depuis ce grand homme, les médecins les plus recommandables ont consacré ce principe qui a traversé les siècles. Bien que Sydenham, Pringle, Baillou, Baglivi, Huxham, Stoll, Retz, Pinel, etc., n'aient pas prouvé sans réplique la corrélation qui semble exister, dans les différentes saisons, entre l'état météorologique de l'atmosphère et le caractère des maladies régnantes[1], du moins ont-ils puissamment contribué à diriger les esprits vers l'étude de la nature, en faisant connaître sa marche la plus constante. Ces habiles observateurs ont constaté quelle influence pouvaient avoir sur la production et la forme des affections morbides, les localités, les eaux, l'air, les vents, les vicissitudes atmosphériques. Cependant il est si difficile à l'esprit humain de ne pas dépasser certaines limites, même au milieu des bonnes choses, que Sydenham, cet immortel imitateur de la méthode hippocratique, n'est pas exempt du reproche d'avoir atténué la vérité de ses tableaux d'épidémies par un penchant assez prononcé pour les subtilités théoriques.

Quelle idée précise doit-on se faire d'une constitution médicale? Pour certains médecins, cette dénomination a un sens fort étendu; elle comprend non-seulement l'exposé fidèle des maladies observées pendant telle période, telle saison, avec leurs différences, leurs modifications, leurs complications, etc., mais encore elle suppose la connaissance rigoureuse et absolue de la topographie du lieu, c'est-à-dire du climat, de la disposition du sol, de sa nature, de son inclinaison, de ses productions, et d'une foule d'autres détails indispensables pour pouvoir estimer l'action de toutes ces causes locales, modifiant sans cesse le résultat des influences atmosphériques. Il n'est pas moins important, suivant eux, d'apprécier l'effet des habitudes physiques et morales des habitants; de dresser des tables journalières de tous les phénomènes météorologiques; d'observer les variations du chaud et du froid, celle de la pesanteur de l'atmosphère; les différents dégrés d'humidité de l'air; la sérénité ou l'état nuageux et brumeux du ciel, et principalement la direction et la violence des vents; de ne point négliger *surtout* de noter les transitions brusques et tranchées de la température ou de l'état physique de l'atmosphère, puisqu'il est probable qu'elles ont la plus grande influence sur la santé.

Ces tables météorologiques étant dressées, jour par jour, il faudrait en rapprocher le relevé exact de toutes les maladies qui ont régné pendant la période de temps qu'elles embrassent, en rappelant les affections qui existaient au commencement de la constitution dont on veut faire l'histoire, et qui auraient été produites par celle qui a précédé ; on y joindrait avec soin tout ce qui peut appartenir à la profession, au genre de vie des malades, etc.

On pense bien que des difficultés sans nombre s'opposent, en général, à ce qu'on puisse arriver à un résultat si désirable; et, en y réfléchissant, on ne sera plus surpris de ne trouver peut-être aucun exemple de constitution médicale complète.

Quant à nous, qui sommes également éloigné de cette perfection idéale des uns, comme de l'importance exclusive qu'ils y attachent, et de la répugnance des autres à admettre une correspondance et un rapport plus ou moins vrais entre les constitutions atmosphériques et médicales, nous pensons qu'il peut, qu'il doit être profitable d'exquisser périodiquement le tableau de ce qui a été observé de plus saillant dans la constitution physique de l'atmosphère et dans le cours des maladies, sans prétendre pour cela y trouver toujours une liaison intime et nécessaire, laissant à l'observateur attentif à en tirer la conséquence qu'il croit y voir : nous osons même dire, après un médecin éminemment philanthrope, le savant de Montègre : « Il serait à souhaiter que l'on eût pour » chaque département un semblable travail, et il est fa- » cile de prévoir le bien qui en résulterait. »

L'importance de cette étude a été sentie et appréciée

par la plupart des médecins judicieux, et entre autres preuves que nous pourrions donner de cette importance, nous ne citerons que les deux suivantes. Combien d'écueils, par exemple, la considération, le souvenir de la constitution régnante, n'ont-ils pas fait éviter? Combien de fois cette puissante raison n'a-t-elle pas ramené le praticien dans la véritable voie, en fixant son opinion chancelante sur la médication dont l'expérience avait déjà constaté l'efficacité. Il ne faut donc que réfléchir un peu pour savoir à quoi s'en tenir sur les déclamations des antagonistes exclusifs des constitutions médicales, et pour reconnaître la solidité du précepte donné par le père de la médecine, dans son immortel traité *De aere, locis et aquis : Medicinam quicumque vult rectè consequi, hæc faciat oportet; primùm quidem anni tempora animadvertere, quid horum quoque possit efficere.*

Toutefois (et nous le répétons avec franchise, comme l'expression de notre sentiment intime), quel que soit le degré d'utilité que l'on doive espérer d'obtenir des travaux dont nous parlons, on est loin de pouvoir en tirer toujours des inductions générales et aphoristiques, et l'on ne doit le faire qu'avec réserve. Ainsi, par exemple, bien que d'après l'observation la plus constante, on soit assez communément d'accord aujourd'hui comme du temps d'Hippocrate, qu'une constitution atmosphérique chaude et sèche dispose aux affections bilieuses, tandis qu'une froide et sèche produit les maladies inflammatoires; qu'au contraire le concours du froid et de l'humidité détermine les affections catarrhales et autres analogues; ce rapport, cette corrélation, ne sont pourtant pas tellement infaillibles, que l'on ne remarque souvent un ensemble de maladies tout opposées à celles que semblaient indiquer les conditions de l'atmosphère. C'est ainsi que nous avons vu un de nos estimables confrères du département d'Indre et Loire, M. le docteur Rambur (d'Ingrandes), dans la relation-pratique de la constitution médicale qu'il a observée pendant le troisième trimestre de 1818, faire remarquer que, pendant les chaleurs fortes et continues, il n'avait, pour ainsi dire, rencontré que des phlegmasies franches. C'est ainsi que, dans un autre sens, on a vu les fièvres *gastriques*, *bilieuses*, de tous les types, former à elles seules le quart des maladies observées et traitées dans les hôpitaux de Paris, pendant les mois d'août et de septembre 1819, tandis que ces mêmes fièvres, ordinairement communes à Tours pendant la même saison, y ont été très-rares cette année-là, et ont semblé céder la place aux maladies éruptives, aux rhumatismes aigus, aux angines et autres affections des tissus muqueux. En inférera-t-on que l'influence de la chaleur a été moindre dans cette ville que dans la capitale? Non assurément. Il suffira de tenir compte d'une infinité de conditions ou circonstances particulières que, sans doute, il faudrait connaître avant de prononcer. Enfin, l'on en couclura que la nature est variable dans ses opérations, quoique simple dans son essence, et que, comme on l'a si bien dit, vouloir l'assujétir à nos divisions et à nos systêmes, c'est exiger d'elle ce qu'elle refusera toujours.

A ce sujet, nous ne pouvons passer sous silence une importante remarque que nous avons eu occasion de faire, dans nos observations sur la constitution médicale du département d'Indre et Loire, et en particulier de la ville de Tours, pendant le troisième trimestre de 1832.

Hippocrate avait dit d'une manière générale : « Toutes » les maladies peuvent se rencontrer dans les diverses » saisons de l'année, mais quelques unes d'entre elles » sont plus communes et plus graves dans certaines sai- » sons que dans d'autres. (Aphor. 19, sect. 3.) » Et en particulier : « L'été engendre des fièvres *ardentes* et con- » tinues, et un grand nombre de tierces; des vomisse- » ments bilieux, des diarrhées, etc. (Aphor. 21, » sect. 3.) »

Eh! bien, ces aphorismes si généralement vrais, se sont trouvés, pour la première fois peut-être depuis longues années, complétement en défaut chez nous, quant à la constitution médicale du trimestre dont nous venons de parler. En effet, nous avons constaté alors l'absence presque absolue des maladies qu'on observe ordinairement, et, sans contredit, en plus grand nombre, à cette période de l'année, surtout pendant les étés chauds, à savoir : les affections bilieuses, les fièvres, les diarrhées et les dysenteries. Nous ne pouvions laisser passer inaperçu un fait aussi saillant, nous qui. durant quinze ans, nous sommes occupé sans interruption d'observer et de rédiger la constitution médicale de notre département. Et comment ne pas nous étonner de cette particularité? Car si Baglivi a dit quelque part : *Scribo Romœ et in aere romano*, ne pouvons-nous pas, sans prétendre d'ailleurs nous comparer à ce grand observateur, dire de notre côté : *Scribo Turonibus et in aere turonense*? Or, depuis vingt ans que nous exerçons la médecine à Tours, nous n'avons pas encore vu une année qui ait présenté un aussi petit nombre de maladies engendrées par la saison d'été, que l'année 1832. Une seule cependant pourrait lui être comparée sous ce rapport, c'est l'été de 1831 ; mais nous étions déjà alors sous l'influence *exclusive* de la *grippe* et de la *cholérine*, considérées partout comme avant-coureurs du choléra-morbus.

Ne peut-on pas dès-lors entrevoir la raison de cette anomalie apparente? L'épidémie cholérique ayant formé en quelque sorte à elle seule toute la constitution médicale du deuxième trimestre, n'a-t-elle pas par cela même imprimé une heureuse modification à la constitution du troisième? En d'autres termes, les causes encore ignorées de ce grand désastre pathologique n'ont-elles pas pu suspendre ou intervertir momentanément l'ordre habituel des influences atmosphériques sur la production des maladies propres à la saison d'été? Ceci n'est pas improbable. Quoi qu'il en soit, nous nous bornons à constater et à enregistrer ce fait remarquable d'observation, laissant à des esprits plus pénétrants ou plus subtiles, d'en donner, s'il est possible, une explication satisfaisante.

D'ailleurs, répétons-le avec Zimmermann : Hippocrate, Sydenham et d'autres observateurs ont remarqué que les mêmes maladies épidémiques ont régné sous des qualités différentes de l'air, et que des maladies différentes se sont manifestées sous les mêmes conditions atmosphériques. C'est donner dans un abus manifeste, que de n'estimer les qualités sensibles de l'air que par les degrés où montent et baissent chaque jour le mercure ou l'esprit-de-vin dans le thermomètre et le baromètre. Les praticiens qui ont voulu s'instruire ainsi dans l'état de la constitution des saisons, se sont attachés à des détails qui n'apprennent rien que l'état momentané de la température; or, ce n'est pas là qu'il faut fixer toute son attention; c'est à la continuité et à l'excès de la même température, ou *au brusque changement de cette température et à son remplacement subit par une autre opposée ou très-différente*, qu'il faut prendre garde particulièrement, parce que les maladies épidémiques qui sont produites par l'état des saisons, n'en proviennnent jamais que par ces causes. C'est de cette manière qu'Hippocrate observait, dans les différentes températures, la cause des épidémies; et c'est aussi ce que nous même avons eu maintes occasions de vérifier. En résumé, chaque saison a son caractère propre et influe conséquemment *sur nos humeurs* à certain point, comme disait le père de la médecine : voilà la cause des maladies habituelles de chaque saison. Si les écarts des saisons sont excessifs, il en résulte ordinairement les maladies épidémiques proprement dites. Nous n'avons pas besoin d'ajouter qu'il faut excepter de cette grande loi générale les maladies épidémiques contagieuses, c'est-à-dire dues à une cause toute *spécifique*, bien que le plus souvent insaisissable.

C'est d'après ces données et ces considérations, que la Société médicale de Tours, dont nous avons si longtemps rédigé les travaux, a constamment cherché à atteindre le but d'utilité qu'elle a toujours eu en vue, en publiant chaque année, et jusqu'à ces derniers temps, par trimestre*, ses observations météorologiques et médicales. On lui a su gré, nous n'en doutons pas, des efforts et des vœux qu'elle n'a cessé de faire pour l'extension d'une méthode appréciée par tous les médecins qui prennent l'observation pour guide de leur pratique, et qui savent se prémunir contre les théories et les hypothèses les plus séduisantes. Notre Société continuera de cultiver avec zèle et persévérance cette branche, peut-être fastidieuse, de ses travaux, mais entreprise et suivie par elle, depuis trente-six ans, dans la conviction qu'elle a dû quelquefois et pourra toujours être profitable aux hommes de l'art, consciencieux, qui ne dédaignent point de s'instruire encore de la pratique, des lumières et même des fautes de leurs confrères. Déjà, depuis plusieurs années, son exemple a été imité par quelques sociétés de médecine et par quelques rédacteurs de recueils périodiques. C'est un point d'études médicales que nous croyons digne de fixer l'attention des Congrès scientifiques, et en présentant ces courtes considérations à la 4.e session, réunie à Blois, nous avons eu l'intention de poser un jalon dans un champ vaste, fécond en heureux résultats, et qui ne peut manquer d'être parcouru avec succès par une foule d'hommes de mérite, que nous serions heureux d'avoir attirés dans une carrière presque vierge encore. Puissent tous les bons observateurs et les hommes labo-

* D'après une nouvelle résolution de la Société, le recueil de ses travaux, toujours publié tous les trois mois, ne renferme plus, que dans le numéro du 4.e trimestre, le PRÉCIS de la constitution médicale observée pendant l'année.

rieux de chaque département de la France, sentir l'importance de cette étude, et s'y livrer avec assez d'ardeur, de soins et de développements, pour qu'il en résulte un faisceau de connaissances capables de servir un jour de guide assuré aux générations futures !

Ne m'étant déterminé à faire partie du congrès de Blois, que peu de jours avant son ouverture, les réflexions qui précédent avaient été rédigées à la hâte, et dans le seul but d'apporter un léger contingent aux travaux de cette assemblée. Aussi, n'ai-je pas eu la prétention de résoudre dans ce mémoire, la question renvoyée par la session de Douay à celle de Blois; question dont je n'ai envisagé qu'un des côtés, et qui était ainsi conçue :

« Quelles sont les modifications apportées par les sai-
» sons et les constitutions atmosphériques dans l'action
» des agents thérapeutiques, et notamment dans le trai-
» tement des maladies épidémiques ? »

Toutefois, nonobstant cette déclaration clairement exprimée, lors de la lecture de mon travail, la discussion s'est ouverte à son sujet, et elle a donné lieu à deux de nos honorables collègues d'exposer leurs idées sur cette partie encore peu avancée de la science.

M. le docteur Léon Simon a fait observer que j'avais plutôt traité des constitutions *saisonnières* et épidémiques, que des constitutions médicales proprement dites. Il eût voulu que, avant d'aller plus loin, on eût défini nettement les termes de la question. Dans l'opinion de M. Simon, une constitution médicale résulte d'une multitude infinie d'influences qui peuvent être ramenées à deux catégories principales : les unes relatives au milieu qui nous entoure, les autres appartenant en propre, à l'homme lui-même. Les premières seules, considérées comme causes de maladies épidémiques, a dit M. Simon, ont été abordées par moi. L'orateur aurait voulu que le problême fût élargi et embrassé dans toute sa complexité.

M. le docteur Hunault de la Peltrie qui, au Congrès de 1833, avait posé la question des constitutions physiques et médicales, et qui, aux deux sessions suivantes, a lu un travail sur ce sujet, a expliqué en peu de mots ce qu'il entend par constitutions physiques et médicales. Les constitutions physiques sont les phénomènes physiques, généraux, plus ou moins normaux, propres aux localités; et par constitutions médicales, on doit entendre l'influence de ces constitutions pour la production des maladies.

D'après ces courtes citations, et en lisant attentivement mon mémoire, il est facile de voir quelle conformité existe entre les idées que j'y ai émises et celles de mes honorables collègues; aussi, en reproduisant ici les leurs, en substance, j'ai voulu seulemeut prouver de nouveau que la question qui nous occupe est grande, importante, et digne tout à la fois de l'attention et des profondes méditations des vrais observateurs..

Il résulte des considérations qu'on vient de lire, que nous entendons, *par constitution médicale ou épidémi-*

que, l'ensemble des conditions météorologiques, d'où l'observation a fait voir que dépendaient *le plus souvent* les maladies régnantes. Que ces conditions n'étant pas toujours infailliblement les mêmes, leur influence sur la production des maladies était plus ou moins subordonnée à ce manque d'uniformité rigoureuse; mais que, cependant, on pouvait, sans forcer même les conséquences, déduire de cette observation exacte des faits naturels, des données générales satisfaisantes. Enfin qu'en ajoutant à cette étude celle de la topographie des localités et de tout ce qui est relatif aux individus, considérés physiquement et moralement, on réunirait ainsi les matériaux nécessaires à l'esquisse d'un tableau de constitution médicale dans toute l'étendue du mot; laquelle serait complétée par l'exposé fidèle des maladies, que, d'après l'observation et l'expérience, il est logique de rapporter à ces causes diverses.

Nous avons dit qu'Hippocrate attachait à cette étude une importance telle, que c'est l'objet du premier précepte qu'il adresse au médecin dans un de ses impérissables ouvrages. Le divin vieillard nous a laissé deux belles esquisses de constitution médicale en tête du 1.er et du 3.e livre des Epidémies. On y admire son talent d'observer les faits et de les peindre en peu de traits, indépendamment de tous les systèmes et de toutes les théories. C'est par là surtout qu'Hippocrate mérite le titre de *premier des médecins*, et qu'il nous offre un modèle que chacun doit être jaloux d'imiter. *Opinionum commenta delet dies; naturæ judicia confirmat.* (Cicero,

De nat. deor.) Assez de vagues théories et de subtiles hypothèses ont embrouillé la science, pour qu'on ne cherche pas la vérité où elle semble résider exclusivement, c'est-à-dire dans l'observation des lois et des phénomènes de la nature.

www.ingramcontent.com/pod-product-compliance
Ingram Content Group UK Ltd.
Pitfield, Milton Keynes, MK11 3LW, UK
UKHW021151230726
13926UKWH00001B/50

9 782013 562836